AF315474

PUBLICATIONS DU JOURNAL DES SCIENCES MÉDICALES DE LILLE.

ACTION DU MUGUET

(Convallaria Maïalis)

SUR LE COEUR ET LES REINS,

Par le Dr HENRI DESPLATS,

Professeur de clinique médicale à la Faculté libre de Médecine de Lille,
Médecin de l'hôpital Sainte-Eugénie,
Membre correspondant de la Société médicale des hôpitaux de Paris, de la Société clinique,
de la Société médicale d'émulation, etc.

PARIS,
LIBRAIRIE J.-B. BAILLIERE ET FILS
19, RUE HAUTEFEUILLE, 19
(près du boulevard Saint-Germain)
1882.

ACTION DU MUGUET

(Convallaria Maïalis)

SUR LE CŒUR ET LES REINS,

Par M. H. DESPLATS

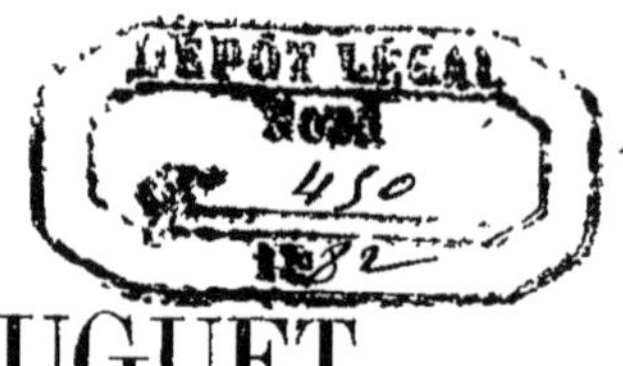

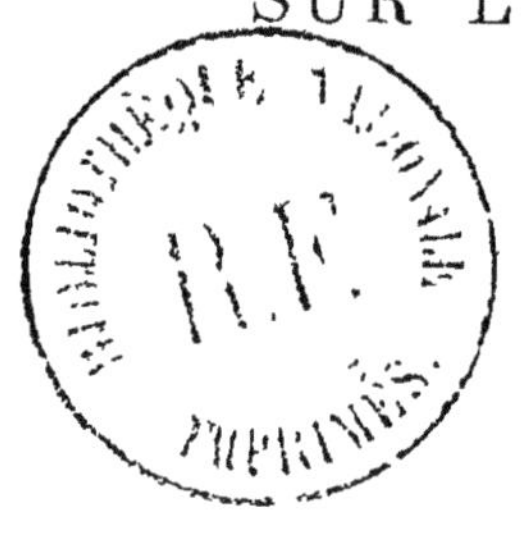

Le muguet des bois, dont les fleurs exhalent une odeur suave, mais un peu forte, qu'on a comparée à celle du musc, fut longtemps estimé pour ses propriétés céphaliques, mais à la fin du XVIIIᵉ siècle il n'entrait plus que dans la composition des poudres sternutatoires ; aussi les traités de thérapeutique et les formulaires avaient-ils fini par ne plus le mentionner. Il restait cependant populaire en Russie et était vulgairement employé comme diurétique. C'est là que les Dʳˢ Boioiavslenski et Troitski en étudièrent l'action. Ils publièrent, en 1880 et 1881 (¹) les résultats de leurs expériences sous les titres suivants : *Action du muguet sur les mouvements du cœur et la pression artérielle. — Utilité du muguet dans les palpitations nerveuses ou symptòmatiques.*

Quelques mois après la *Thérapeutique contemporaine* (²)

---

(1) Vratch, 1880, nᵒˢ 47 et 49. — *Allgem. Centralzeitung,* 1880, nᵒ 1.
(2) 1881, nᵒ 23.

et le *Lyon médical* [1] donnaient un intéressant résumé de ces travaux, qu'ils faisaient connaître au public médical français, mais ne suscitaient pas d'expériences de contrôle. Il fallait attendre le mois de juillet 1882 pour voir paraître le premier travail français sur ce sujet. Il est dû à la plume de M. le professeur Sée et a été communiqué à l'académie et publié dans le *Bulletin de thérapeutique* [2].

La grande réputation de l'auteur, les propriétés vraiment merveilleuses attribuées au muguet, ont attiré l'attention de tous les praticiens et provoqueront certainement de nombreux travaux. Il importe en effet de savoir si, comme l'annonce le médecin de l'Hôtel-Dieu de Paris, le convallaria est un succidané de la digitale et s'il lui est, dans un grand nombre de cas supérieur, ou si ce n'est qu'un nouvel et précieux diurétique à ajouter à la longue liste de ceux que nous possédons déjà. — En vue de résoudre cette question, j'ai institué des expériences dans mon service, le lendemain de la publication du mémoire de M. Sée. C'est le résultat de ces expériences que je vais publier aujourd'hui. Avant de donner le texte de mes observations il me semble bon de résumer les mémoires russes et français.

Expérimentation sur les animaux.

ANIMAUX A SANG FROID.

Résultats de M. Boioiavlewski.	*Résultats de M. Sée.*
La solution aqueuse de muguet injectée dans le sac lymphatique de la grenouille ralentit les battements cardiaques et augmente leur énergie. Il y a contracture tétanique de la paroi ventriculaire en même temps que des pulsations de l'oreillette et du sinus veineux.	Une goutte d'extrait de convallaria arrête le cœur de la grenouille, le ventricule en systole et l'oreillette en diastole, au bout de une à deux minutes.

---

(1) *Lyon méd.*, 1881.

(2) *Bull. de thérap.* 1882, 30 juillet.

ANIMAUX A SANG CHAUD.

Injectée dans les vaisseaux , une solution aqueuse amène *d'abord* une diminution du nombre des contractions du cœur avec élévation de la pression artérielle : *un peu plus tard,* les contractions deviennent plus fréquentes et la pression s'élève encore, puis il se fait un arrêt du cœur et la pression tombe.

1ʳᵉ période. — *a.* Ralentissement des mouvements du cœur; *b.* augmentation de pression ; *c.* ampleur plus grande des mouvements respiratoires

2ᵉ période. — Irrégularité dans le rhythme et l'énergie des pulsations.

3ᵉ période. — La pression augmente et le pouls devient très rapide et très faible, puis la pression baisse et le cœur s'arrête.

Effets physiologiques sur l'excitabilité du système nerveux central et des nerfs vagues.

La ligature , la section ou l'irritation du nerf vague, la destruction du système nerveux central sont sans action sur les modifications circulatoires produites par le convallaria , du moins à un certain moment , car dans la période de début l'excitation électrique du nerf vague a encore son effet habituel Les autres parties des systèmes nerveux et musculaire ne sont pas influencées par le muguet

L'excito-motricité des nerfs et le pouvoir réflexe des centres nerveux restent intacts. Les nerfs vagues ne perdent pas entierement leur excitabilité : ainsi chez la tortue et le chien , lorsque la période d'empoisonnement est avancée, la faradisation des bouts thoraciques des nerfs vagues n'arrête plus aussi complètement le cœur qu'à l'état normal

Action thérapeutique

D'après MM Boioiavlewski et Troitzki.

M Boioiavlewski traita par le muguet six malades atteints de lésions valvulaires non compensées. Il administrait une infusion de 3 gr. 06 à 7 gr. 02 de la plante pour 120 gr. d'eau. Sous son influence , la quantité des urines augmenta en même que l'œdème disparaissait (diminution du poids du corps) Le pouls devint plus plein , plus régulier et plus lent, les stases dans la petite et la grande circulation ne tardèrent pas à disparaître. La diurèse per-

D'après M. Sée.

Sous la forme d'extrait aqueux de la plante totale , administré à la dose de 1 gramme à 1 gr. 50 par jour, le maialis produit sur le cœur les vaisseaux et la respiration des effets constants et constamment favorables. à savoir le ralentissement des battements du cœur, souvent avec rétablissement du rhythme normal; d'une autre part l'augmentation d'énergie du cœur, ainsi que de la pression artérielle, avec régularisation des battements artériels

sista même après la cessation du médicament.

L'existence d'une néphrite chez l'un des malades n'amena aucun accident; seulement l'amélioration fut moins accentuée.

Troitzki a remarqué l'heureux effet du médicament, surtout dans le cas où l'asystolie a pour cause un état nerveux faisant cesser la compensation. Il a employé une infusion moins concentrée de 3 gr 06 a 7 gr 02 pour 180 gr. d'eau, et en a donné trois ou quatre cuillerées par jour dans les palpitations nerveuses du cœur Les effets obtenus ont toujours été très marqués, et, chose singulière, ils ont persisté jusqu'a neuf jours après l'administration du médicament. L'excitation générale, la dyspnée et l'intensité des battements disparurent complètement Suivant le même auteur, le muguet ne donnerait pas, comme la digitale, des résultats aussi favorables dans l'insuffisance aortique que dans la mitrale, mais il lui serait bien supe rieur contre les palpitations nerveuses.

exagérés; enfin le pouvoir respiratoire acquiert plus de force inspiratoire et les sensations du besoin de respirer sont moins impérieuses, moins pénibles.

L'effet le plus puissant, le plus constant, le plus utile, c'est l'action diurétique, qu'il importe avant tout d'obtenir dans le traitement des hydropisies cardiaques

Le convallaria peut être employé contre :

Les palpitations résultant d'un état d'épuisement du nerf vague;

Les arhythmies avec ou sans lésion;

Les défauts de compensation, qu'ils tiennent à un rétrécissement ou à une insuffisance;

Les battements artériels de l'insuffisance aortique;

Les dilatations cardiaques avec ou sans lésion du muscle;

Les hydropisies cardiaques, à quelque lésion qu'elles soient dues

Il n'y a pas de contre-indications.

Il est aisé de constater en lisant les tableaux qui précèdent que les recherches du professeur de Paris ont confirmé celles des médecins russes mais y ont peu ajouté. — L'expérimentation physiologique a donné à Paris et à St-Pétersbourg les mêmes résultats sur les grenouilles et les chiens. — Quant à l'expérimentation clinique elle a été plus ample. plus complète à Paris, à cause du grand service hospitalier et de la nombreuse clientèle de l'auteur, mais elle n'a pas été plus sévère, puisque des deux côtés les résultats concordent. Pour les médecins russes comme pour le médecin français, l'action du convallaria est analogue à celle de la digitale : comme la

---

(1) J'ai emprunté l'analyse des mémoires russes au *Lyon médical* et à la *Thérapeutique contemporaine*

digitale, le convallaria régularise le pouls et lui donne de l'ampleur, comme elle, il modère les palpitations nerveuses et dissipe, en provoquant la diurèse, les hydropisies et les stases viscérales.

Ces propriétés sont aisées à vérifier car elles trouvent souvent leur emploi ; aussi, depuis la publication du mémoire de M. Sée, quelques communications ont-elles déjà été faites à la Société de thérapeutique ou ailleurs. Jusqu'ici les résultats paraissent contradictoires et l'opinion du monde médical n'est pas encore définitive. Les faits observés dans mon service aideront à la fixer. Je n'ai pas d'autre but en les publiant.

Deux faits dominent dans l'action du convallaria : La régularisation et l'augmentation d'énergie des contractions cardiaques et la diurèse. L'important est de savoir si la diurèse est due à la tension artérielle, notablement accrue ou si elle est due à une action spéciale sur le rein. Dans un cas le convallaria rentrerait dans la classe des médicaments cardiaques, dans l'autre il resterait dans celle beaucoup plus riche des diurétiques.

Pour éclaircir ce point. j'ai administré le convallaria à trois sortes de malades :

1° A des cardiaques arrivés à la période dyssystolique ;
2° A des albuminuriques hydropiques :
3° A un cirrhotique et à un ictérique.

Pour les cardiaques les résultats ont été presque toujours satisfaisants, dans plusieurs cas remarquables ; pour les albuminuriques ils ont été douteux ; pour la cirrhotique et l'ictérique à peu près nuls. Voici du reste mes observations :

Obs. I. — *Insuffisance mitrale. Arhythmie.*

Ernestine B. 76 ans ménagère.

Gêne de la respiration depuis quelques années; depuis le mois d'avril elle tousse a de la dyspnée, de l'œdème des extrémités et est incapable de tout travail. Œdème considérable des membres inférieurs et de l'abdomen. Ascite. Dilatation bilatérale des jugulaires. Râles crépitants et sous-crépitants aux deux bases. Pouls petit et irrégulier. Urines rares, décolorées avec dépôt abondant. Souffle systolique à la pointe perçu dans toute la région précordiale.

28 août. — Une garde-robe en 24 h., à peine 100 gr. d'urine depuis hier. Pas de modifications dans les autres symptômes. *1 gr. de convallaria.*

29. — 250 gr. d'urine.

30. — 1,100 gr. d'urine.

31. — 3,500 gr. d'urine. L'œdème disparaît. Pouls 88 un peu irrégulier. Quelques intermittences. Respiration normale.

1 septembre. — Pouls ample, sensiblement plus lent, irrégulier. L'œdème des membres a notablement diminué. 2,800 gr. d'urine. 2 garde-robes.

2. — 3,500 gr. d'urine. 2 selles. Pouls de plus en plus régulier.

3. — 1,800 gr. d'urine, 1 selle. Pouls 70 ample, encore irrégulier. Il ne reste presque plus trace d'œdème.

4. — 1,600 gr. d'urine. Accès de céphalalgie pendant la nuit. *On suspend le convallaria.*

5. — La malade se lève, 2 litres d'urine.

6. — 2 litres d'urine.

7. — 2 litres d'urine. État moins satisfaisant.

8. — 1,400 gr. d'urine, 1 selle.

9. — 1,400 gr. d'urine. Encore arhythmie.

12. — L'œdème reparaît. Le pouls est plus petit, 1 litre d'urine. *On rend le convallaria pendant deux jours.*

15. — Les urines ont augmenté et l'œdème malleolaire à disparu.

26. — Depuis deux ou trois jours la malade se sent moins bien. 200 gr. d'urine, légèrement albumineuse. — *1 gramme de convallaria.*

27. — 250 gr. d'urine.

28. — 300 gr. d'urine.

29. — 2 litres d'urine. Amélioration. A partir de ce jour le bien être se maintient et le 12 octobre aucun trouble circulatoire n'a reparu.

Dans ce cas l'augmentation de la tension vasculaire, le ralentissement du pouls. l'action diurétique ont été très nets et rapides à trois reprises différentes. mais les irrégularités ont persisté.

Obs. II. — Insuffisance mitrale. Arhythmie.

Justine Vau..., 36 ans, servante..

Cette malade a déjà eu, il y a douze ans, un rhumatisme articulaire aigu. Il y a quelques semaines elle a été traitée dans le service pour une attaque d'asystolie.

Elle rentre dans les salles le 29 juin.

Dyspnée intense, cyanose des extrémités, œdème occupant les membres inférieurs et la paroi abdominale. Urines courtes et très colorées, épanchement à la base gauche. Pouls presque imperceptible et très irrégulier. Au cœur on ne peut entendre de souffle à cause de la fréquence et de l'irrégularité des battements.

Elle fut d'abord traitée par le repos, la digitale et le lait. Il en résulta une certaine amélioration ; mais elle eut une rechute vers le 17 août pendant laquelle se produisirent, outre les symptômes déjà signalés, des hémoptysies et un double épanchement.

28 août. — *1 gr. de convallaria*, vésicatoires.

30. — 1 litre d'urine, 5 selles. Respiration meilleure. Pouls plus ample et moins irrégulier. Moins de râles.

31.— 2 litres d'urine, 5 selles, 92 puls., crachats encore sanglants, amélioration notable.

1 septembre. — 4 litres d'urine. Amélioration du pouls. Presque plus d'œdème. Les râles ont disparu.

2. — 3 litres d'urine, 2 selles.

3. — 3 litres d'urine. Encore des crachats sanglants.

5. — L'œdème a complètement disparu, *on suspend le convallaria.*

Jusqu'au 19 les urines sont assez abondantes et l'état général satisfaisant.

7. — 3 litres.

8. — 2,500 c. c.

9. — 2.800.

11. — 3 litres.

12. — Accès de fièvre (40°).

13. — 1.900 c. c.

14. — 1.800.

15. — 1.800.

16. — 1.700.

19. — Urines rares. Pouls misérable, matité et râles aux deux bases. *1 gr. de convallaria.*

22. — 3 litres d'urine. Respiration plus libre.

Le mieux continue les jours suivants.

Chez cette malade il y a eu action manifeste sur le cœur et sur le rein. La tension vasculaire a été accrue. le pouls a été ralenti mais il n'a pas été régularisé. Quant au rein il a montré une grande sensibilité. Dans une précédente attaque d'asystolie la digitale avait produit les mêmes effets mais moins rapi dement.

OBS. III. — *Insuffisance mitrale. Arhythmie.*

W ....., Jean, 55 ans, journalier. Rhumatisme vague, n'a pas présenté de signes de cardiopathie avant ces trois derniers mois. C'est à la suite d'un rhume que les premiers symptômes se sont manisfestés : — Gêne de la respiration, œdème malléolaire, vespéral d'abord, puis persistant.

Au moment de l'entrée : cyanose, œdème remontant jusqu'à l'abdomen, dilatation des jugulaires, pouls petit, irrégulier et fréquent, râles crépitants et sous-crépitants aux deux bases (crachats sanglants), matité précordiale accrue, souffle systolique à la pointe. Urines colorées et rares. Repos. Thé alcoolisé.

26 août. — 700 gr. d'urine en 24 h.

27. — 200 gr. d'urine. Pas de selles. Vin diurétique.

29. — 120 gr. d'urine. 60 centigr. de poudre de digitale en ma- cération, et vin diurétique.

30. — 700 gr. d'urine. Un peu de mieux. Le pouls tend à se régulariser.

31. — 3 litres d'urines. 1 garde-robe ; le pouls est ralenti, petit et à quelques intermittences. On suspend la digitale et on continue le vin diurétique.

1er septembre.—2,500 gr. d'urine. Le pouls continue à se ralentir et est toujours très petit.

3. — 2 litres d'urine. Pouls plus fort, très lent et encore irrégu-

lier (68 puls). Œdème stationnaire. — *Potion contenant 1 gr. d'ext. de fleurs de convallaria.*

4. — 2 litres d'urine.

5. — 2,600 gr. d'urine. Il y a encore de l'arhythmie. Un peu moins de lenteur.

6. — 2,900 gr. d'urine. 76 puls.

7. — 2,100. Par suite d'une erreur, le malade ne prend pas son convallaria depuis deux jours.

8. — 4 litres d'urine. L'œdème se ramollit. Hier convallaria.

9. — 3 litres d'urine.

10. — 3 litres. — L'œdème diminue rapidement.

11. — 3 litres. Œdème presque disparu.

13. — 2 litres.

14. — 2,500.

15. — 2,200. Le pouls est ample, mais toujours irrégulier

17. — 1,600 gr. d'urine. Pouls petit très irrégulier, battements du cœur tumultueux. Traits tirés. Râles aux bases. *On suspend le convallaria.*

19. — 1,700 gr. d'urine. Pouls toujours très petit et irrégulier. Caféine 0,10.

20. — 1,000 gr. d'urine.

21. — 400 gr. Le malade est revenu à l'état où il était au moment de l'entrée. Eau-de-vie allemande. Café. Caféine 0 gr 20.

22 et 23. — Etat très grave. On revient à la digitale 0 gr. 50 en macération dans 100 gr. d'eau.

26. — 2,200 gr d'urine.

27. — 2,200 gr. 1 garde-robe. Pouls ample, régulier, présentant seulement quelques faux pas très rares.

28. — 2,200 gr. d'urine.

29. — 2,200 gr. Etat général sensiblement meilleur.

30 et jours suivants 3 litres.

Ce cas est remarquable car les effets de la digitale et ceux du convallaria peuvent être comparés puisqu'ils ont été successivement administrés pour des accidents analogues.

Une première fois, j'ai substitué le convallaria à la digitale parce que le pouls se ralentissait trop et commençait à perdre de sa force, quoique l'œdème n'eut pas encore commencé à diminuer ; la diurèse a été rapide, le pouls s'est relevé et l'œdème a disparu ; mais, au bout de quelques jours, le cœur s'est lassé aussi du convallaria et il a fallu le suspendre pour revenir à la digitale. La tolérance m'a paru plus longue pour le convallaria, mais l'action sur le pouls a été moins nette.

Obs. IV. — *Insuffisance mitrale et rétrécissement mitral.*

Justine B ....., 47 ans , servante. Cette malade a une déviation du rachis et tousse depuis plusieurs années. Ce n'est que depuis deux ans qu'elle éprouve des palpitations. Cette aggravation de son état a coïncidé avec la ménapause. Elle a été plusieurs fois enflée et dans l'impossibilité de respirer et de marcher. Aujourd'hui elle n'a pas d'œdème mais une cyanose très accusée. Le ventre est augmenté de volume, sensible et contient un peu de liquide. Pouls petit, fréquent, régulier. Legère dilatation des jugulaires qui sont oscillantes. Souffle présystolique et systolique dont le maximum est à la pointe. Râles nombreux aux deux bases. Urines courtes , colorées et albumineuses.

26 août. — Même état malgré le repos et 20 gr. d'eau-de-vie allemande , *0 gr. 50 de convallaria.*

28. — Pas de changement. Urines toujours rares. *1 gr. de convallaria.*

29. — 250 gr. d'urine. Une selle.

30. — Le ventre augmente de volume. Les bases des deux poumons sont pleines de râles. 2 vésicatoires.

31. — Un peu d'amélioration. 1,500 gr. d'urine.

1ᵉʳ septembre. — 1 litre d'urine.

2. — 1 litre d'urine.

4. — 600 gr. d'urine très colorée.

5. — 1 litre d'urine ictérique.

6. — Coloration subictérique des conjonctives et de la peau. Sensibilité et grande gêne au niveau de l'épigastre. On applique 6 sangsues à l'anus.

7. — Les sangsues ont amené un grand soulagement. 1 litre d'urine,

8 , 9 . 10. — Statu quo.

11. — Urines rares. Grande gêne respiratoire et épigastrique. Nouvelle application de sangsues.

13. — 1,800 gr. d'urine.

14. — 1,700 gr.

16. — 1,600 gr, — *On supprime le convallaria.*

Dans ce cas, l'action diurétique a été moins prononcée, celle sur le pouls n'a pas été plus marquée. Ce n'est qu'après une double application de sangsues à l'anus que l'amélioration s'est produite. A ces quatre observations, je pourrais en ajouter trois autres un peu moins nettes, mais cela me paraît inutile, toutes ayant présenté à peu près les mêmes caractères.

Si l'action diurétique a été rapide et franche chez les cardiaques, il n'en a pas été de même chez les albuminuriques. J'ai donné du convallaria a plusieurs hydropiques brightiques et chez aucun l'hydropisie n'a été dissipée, ni l'état général amélioré, cependant une fois la quantité des urines a été accrue. — Il est vrai que la malade était, en même temps, soumise au régime lacté.

Obs. V. — *Néphrite parenchymateuse. — Hypertrophie cardiaque Endocardite.*

Mélanie Deb......, 36 ans, cardeuse. — Cette malade entra dans le service, atteinte de néphrite et présentant une anasarque généralisée, de l'ascite, un double épanchement pleural et un souffle systolique à la pointe.

L'eau-de-vie allemande, divers diurétiques, le café et la caféine, la digitale, le régime lacté, ne purent produire la diurèse et la disparition de l'œdème et des divers épanchements.

Le 28 août, pour la première fois, on administra *1 gramme de convallaria.*

29. — 1400 c. c. d'urines — 5 selles.

30. — 2000 c. c.   2 selles.

31. — 2000 c. c.   2 selles.

1er Septembre. — 1800 c. c. 2 selles

2   —   2000   *Régime lacté*

3	—	1800 c. c.
4	—	2600 c c.
5	—	3000 c. c.
6 et 7 —		3000 c.c.

Cette diurèse n'améliora pas l'état de la malade qui succomba le 22.

Les effets du convallaria ont été nuls chez deux autres malades, dont l'une était atteinte de cirrhose avec ascite et l'autre d'ictère cardiaque.

Sans donc avoir la prétention de tirer du petit nombre de faits que j'ai observés des conclusions définitives, je crois pouvoir résumer ce petit travail en quelques propositions que voici :

1° Ainsi que l'ont annoncé et démontré d'abord les médecins russes Boioiavslevski et Troïtzki et, après eux, M. le professeur Sée, le convallaria a, dans certains cas déterminés, une action très nette sur le cœur et sur les reins.

2° Chez les malades atteints d'insuffisance mitrale ou de rétrécissement mitral avec dyssystolie. stases viscérales et hydropisie, administré, à la dose de 1 gr. à 1 gr. 50 d'extrait[1], il ralentit les contractions cardiaques, les régularise, augmente leur énergie et provoque, en l'espace de deux ou trois jours, une abondante diurèse qui résout les congestions et les hydropisies.

3° L'action diurétique est beaucoup moindre chez les brightiques et nulle chez les autres malades.

4° Le convallaria ne peut être longtemps continué ; au bout de huit ou dix jours, l'énergie du cœur au lieu d'être accrue diminue et on voit reparaître une dyssystolie toxique. (Obs. III).

---

(1) J'ai employé, pour mes expériences, l'extrait de fleurs de convallaria fourni par la *Pharmacie centrale.*

Lille Imp. L. Danel.

PRINCIPAUX TRAVAUX DE L'AUTEUR :

De la nature de l'endocardite ulcéreuse. — Paris, Delahaye, 1871.

De la péritonite rhumatismale (*Société médicale d'émulation* et *Union médicale*, 1872).

Des paralysies périphériques (Thèse d'agrégation).— Paris, Delahaye, 1875.

De l'intoxication saturnine (*Revue scientifique de Bruxelles*, 1877).

Histoire sanitaire des fabriques de céruse à Lille, depuis 1866 jusqu'à 1878 (Extrait des *Annales d'hygiène publique*, 1878).

De l'atrophie musculaire dans la péri-arthrite scapulo-humérale (*Gazette hebdomadaire*, Paris, 1878).

Note sur deux cas de rhumatisme articulaire graves traités par le salicylate de soude (Ibid., 1878).

Métalloscopie et Métallothérapie (*Revue scientifique de Bruxelles*, 1878).

Des localisations cérébrales (Ibid., 1878).

Des pseudo-exanthèmes aigus rhumatismaux (*Journal des Sciences médicales de Lille*, 1879).

Des localisations cérébrales ; faits négatifs (Ibid., 1879).

Applications de l'électricité au diagnostic et au traitement des maladies (*Journal des Sciences médicales de Lille*, 1879).

Note sur deux cas de fièvre puerpérale (*Revue médicale*, 1879).

Fonte purulente des ganglions cervicaux simulant un mal de Pott (Ibid.).

Dégénérescence caséeuse des organes génitaux, tuberculisation pulmonaire, abdominale et méningée consécutives (Ibid.).

Note sur un cas d'anévrisme de l'aorte comprimant la bronche gauche et ayant amené une dilatation des bronches limitée à un côte (communiquée à la Société médicale des hôpitaux de Paris et insérée dans l'*Union médicale*, 1879).

Note sur un cas de rupture de l'aorte dans le péricarde, suivie d'apoplexie pulmonaire (Ibid.).

Hémi-atrophie de la face (*Journal des Sciences médicales de Lille*, 1880).

Contagion de la grippe (Ibid.).

Contagion de la rougeole (Ibid.).

De l'acide phénique considéré comme agent antipyrétique ; 1er mémoire lu à l'Académie de médecine, le 8 septembre 1880.

Idem ; 2e mémoire communiqué le 30 novembre 1880 (*Gazette hebdomadaire* et *Journal des Sciences médicales*).

Acide phénique et bains froids (Ibid.).

Lavages phéniqués intra-utérins (Ibid., 1881).

De l'acide phénique appliqué au traitement de la fièvre ; réponse à M. Raymond (*Gazette médicale de Paris*, 1881).

Salicylate de soude et Albuminurie (1882).

Le magnétisme devant la religion et devant la science (1882).

Note sur le traitement des aphonies nerveuses par l'électricité (1882).

Action comparée de l'acide phénique et du salicylate de soude (*Journal des Sciences médicales de Lille*, 1882).

LILLE. — IMPRIMERIE L. DANEL.

9 782019 246327